Sprossen:

Kurz und Knackig

Das ultimative Handbuch für
gesundheitsbewusste Einsteiger

Annelies Elmers

Sprossen:

Kurz und Knackig

Das ultimative Handbuch für
gesundheitsbewusste Einsteiger

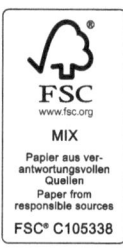

Bibliografische Informationen der Deutschen
Nationalbibliothek:
Die Deutsche Nationalbibliothek verzeichnet
diese Publikation in der Deutschen Nationalbibli-
ografie; detaillierte bibliografische Daten sind im
Internet unter http://dnb.dnb.de abrufbar.

©2019 Annelies Elmers
Herstellung und Verlag
BoD – Books on Demand, Norderstedt

ISBN: 978-3-749451371

Inhalt

Vorwort

Ein guter Freund von mir hat mir einmal geraten: „Wenn Du etwas lernen willst, schreib ein Buch darüber. Schreib es so, als müsstest Du es jemand anderen erklären, der noch nie damit zu tun gehabt hat." Mittlerweile, in Zeiten von YouTube & Co. kann man schon eher sagen „Mach ein Video." Ich liebe Bücher!

So, wie der Titel es verspricht, ist auch das Buch aufgebaut. Kurz und knackig, Wissenswertes auf den Punkt gebracht. Bei meiner Suche nach einem für mich geeigneten Ratgeber über die Sprossenzucht habe ich mir einige Bücher zu dem Thema besorgt und jede Menge Webseiten studiert, aber es war keine Seite und kein Buch dabei, bei dem ich gesagt hätte „Ja, das ist es. Hier habe ich alle Informationen, die für mich wichtig sind, auf einem Fleck und brauche nicht noch weitersuchen." Ich bin ein Kopfmensch und als solcher liebe ich es, wenn die Informationen ohne viel Rumgeschwafel direkt zum Punkt gebracht werden. Teilweise sind die Bücher, die ich gekauft habe, mehrere hundert Seiten lang. Warum, um Himmels Willen, soll ich das alles lesen? Ich will doch nur ein paar Sprossen ziehen! Doch auch diese Bücher haben ihre Berechtigung und bestimmt viele Leser, die von den darin enthaltenen Informationen profitieren.

Manchmal wiederholen sich Angaben in diesem Ratgeber. Das ist immer dann der Fall, wenn es sich um wirklich wichtige Angaben handelt.

Hinweis:

Weder der Verlag noch ich als Autorin übernehmen eine Haftung in irgendeiner Form durch die Anwendung aller oder einzelner der hier im Buch beschriebenen Informationen. Diese dienen mir als Gedankenstütze und sind nicht als Arbeitsanweisungen für Außenstehende gedacht.

Die freien Flächen dürfen (in der Printausgabe) gerne für eigenen Notizen verwendet werden.

Was kann ich keimen lassen?

Die Auswahl ist da sehr vielfältig. Ich verwende von allem etwas: Nüsse, sowie Getreide, Hülsenfrüchte und andere Samen. Aus diesen lassen sich im Anschluss viele leckere Sachen kreieren. Ich verwende sie zu Salaten, Suppen, Soßen, für Dips, als Topping aufs Brot oder auch mal als Zutat für ein ganzes Brot. Selbst Brotaufstriche und Smoothies verfeinere ich damit.

Zum Ende dieses Ratgebers habe ich mir noch ein paar meiner Lieblingsrezepte notiert.

Warum Sprossen?

Sprossen sind DAS Superfood und enthalten aus meiner Sicht unter allen Lebensmitteln die höchste Konzentration an Nährstoffen – nach dem Einweichen! Der Nährwert von Sprossen ist um ein Vielfaches höher als die Nährwerte der Samen. Schließlich soll aus jedem einzelnen Spross später eine ganze Pflanze werden – da MUSS ja alles drin sein! Zudem: Die enthaltenen Enzyme können unserem Körper dabei helfen, die Nährstoffe, die wir mit unserer Nahrung zu uns nehmen, besser zu verwerten.

Wenn ich Sprossen selbst ziehe, brauche ich diese weder zu kaufen noch zubereiten (zerkleinern, schälen usw.). Ich brauche keinen Saisonkalender beachten, denn ich kann die kleinen Powerpakete das ganze Jahr über ziehen lassen. Das spart Zeit, Nerven und viel Geld und ist nebenbei auch noch sehr gut für die Umwelt und die eigene Gesundheit!

Benötigtes Material

Samen

Zum Sprossen ziehen benötige ich Samen. Es sollten unbehandelte, nicht erhitzte Samen in Bio-Qualität aus Europa sein. Am besten von Bioland, Demeter bzw. Naturland. Erhitzen beeinträchtigt die Keimfähigkeit. Vor allem Hafer wird erhitzt, um die Schale lösen zu können. Dann besser auf Nackthafer zurückgreifen, der wird nicht erhitzt.

Gefäß

Um Nüsse einzuweichen, benötige ich lediglich eine **Schüssel**. Am besten eine aus Glas oder Keramik, das enthält keine Weichmacher, wie z. B. BPA oder BPS. Ich weiche immer nur kleine Mengen ein, gerade so viel, wie ich in 1 bis 2 Portionen verzehren kann. Das Einweichwasser schütte ich anschließend weg und spüle die Nüsse dann nochmal kurz unter fließendem Wasser ab. Vorhandene Häutchen, wie z. B. bei Mandeln, kann ich jetzt, im noch feuchten Zustand, problemlos entfernen.

Die Samen, kleine (z. B. Chia) genauso wie große (z. B. Süßlupine), weiche ich direkt im **Sprossenglas** ein, da das Metallgitter beim Sprossenglas und das bei der Keimschale dieselbe Lochgröße haben, sich aber im Sprossenglas die Feuchtigkeit länger hält – zumindest bei meinen Utensilien. Diese habe ich vom gleichen Hersteller. Dann gibt es noch **Sprossentürme** und inzwischen auch **Maschinen**, in denen man Sprossen ziehen kann. Diese Hydrogeräte liegen preislich bei ca. 200 €. Eine Ausgabe, die sich meiner Ansicht nach nicht rechnet. Da hat jeder seine eigene Meinung. Schauen Sie einfach, mit welchen Gefäßen Sie am besten zurechtkommen.

Wasser

Des Weiteren benötige ich gutes Wasser. Ich nehme dazu Wasser aus einem Wasserfilter, das reduziert unter anderem die Schadstoff- und Medikamentenbelastung im Wasser. Dieses Wasser benutze ich auch für unsere Familie zum Trinken, Kochen, Obst und Gemüse waschen usw. Ich benutze kein Wasser aus einem Destillier-gerät bzw. einer Osmose Anlage.

Hygiene

Das ist zwar kein Material, aber für den Keimprozess unbedingt erforderlich! Nach dem Spülen also unbedingt darauf achten, dass die Sprossen nicht im Wasser liegen bleiben. Dann können diese anfangen zu schimmeln. Aber auch nicht vertrocknen lassen. Nachdem die Sprossen „fertig" ge-keimt sind, stelle ich die leeren Gläser und die Siebe einfach bei 65° Celsius in den Ge-schirrspüler. Danach sind sie sehr schnell wieder einsatzfähig für den nächsten Ein-satz.

Einweichen

Nüsse und Samen lasse ich über Nacht einweichen. Bei den Steckbriefen habe ich nur dann die Einweichzeit angegeben, wenn sie länger als 12 Stunden dauern sollte.

Beim Einweichen von Nüssen und Samen werden bestimmte Stoffe abgebaut, wie z.B. Fraßschutzstoffe, Phytinsäure oder Tannine. Des Weiteren wird die Produktion von nützlichen Stoffen aktiviert, wie Enzyme und Vitamine, die den Stoffwechsel und das Wachstum der Nuss bzw. des Samens in Gange bringen. Nüsse werden direkt nach dem Einweichen wieder getrocknet und dann eingelagert bzw. gleich verzehrt oder verarbeitet.

Spülen

Die Sprossen im Glas spüle ich 2 – 4 mal am Tag. Je wärmer es ist, umso öfter spüle ich. Die Sprossen dürfen nicht austrocknen, sollten aber auch nicht im Wasser liegen bleiben. Bei jedem Durchgang spüle ich so oft, bis das Wasser, das abgegossen wird, klar ist. Zum Schluss gebe ich einen kleinen Schuss (ca. ½ TL) gekühltes, nicht stabilisiertes H_2O_2 (ohne Phosphatsäure) dazu und lasse ich die Sprossen zwischen 30 Sekunden und 1 Minute im Wasser liegen, bevor ich dieses wieder abgieße. So können sich die Sprossen nochmal mit Flüssigkeit vollsaugen. Das H_2O_2 gibt den Sprossen einen zusätzlichen Wachstums-Kick (wie in der Natur) und kann eine mögliche Schimmelbildung verhindern. Danach stelle ich das Sprossenglas mit der Öffnung schräg nach unten. So kann das Wasser gut ablaufen und die Sprossen bekommen ausreichend Luft für das Wachstum.

Die kleinen Samen (z. B. Chia) lasse ich bis zur Ernte im Sprossenglas. Die Großen Samen (z. B. Süßlupine) kommen nach 2 Tagen auf ein Sieb bzw. eine größere Unterlage. Da es sein kann, dass nicht alle Samen keimen, kann ich jetzt die Samen aussortieren, die sich nicht entwickelt haben. Diese würden, wenn sie mit den anderen Samen im Glas bleiben, zu schimmeln anfangen. Auf dem Sieb bzw. der größeren Unterlage werden die Sprossen nur noch regelmäßig eingesprüht, somit entfällt der letzte Gang vom Spülen.

Standort und Temperatur

Standort

Am besten eignet sich ein Ort, der sauber und an dem auch nachts die Temperatur nicht unter 18 Grad absinkt (die Nachtabsenkung der Heizung im Winter bedenken!), zum Beispiel die Fensterbank über einem Heizkörper. Manche Samen mögen es wärmer, manche es lieber kühler. Den richtigen Standort mit der richtigen Temperatur finde ich mit Hilfe eines Thermometers. Einfach mal öfter nach der Temperatur schauen, vor allem Spätabends.

Ich stelle die Gläser mit den Sprossen nicht an Orte, wie z. B. die Spülablage. Das könnte mit Schimmelbildung enden.

Temperatur

Die Temperatur liegt beim Keimvorgang zwischen 18° und 21 ° Celsius. Es sollte nicht zu kalt werden, dann ist die Schimmelgefahr sehr groß, aber auch nicht zu warm. Dann können die Sprossen vertrocknen. Die besten Erfahrungen habe ich bei ca. 20° Celsius gemacht.

Dunkelkeimer

Bei einigen Saaten sollte man das Gefäß in den ersten 2 – 3 Tagen abdecken, um das Keimen in Gange zu bringen. Das können Sie erreichen, indem Sie einen entsprechend großen Teller über die Saatschale geben bzw. ein Tuch über das Sprossenglas bzw. den Sprossenturm legen. Ich persönlich habe keinen merkbaren Unterschied feststellen können, so dass ich die „Dunkelkeimer" nicht mehr gesondert behandle und diese auch im Hellen keimen lasse.

Generell gilt: Die Nüsse und Samen können bereits nach dem Einweichen gegessen werden, da dann die meist unerwünschten Stoffe abgebaut und die Produktion der Vitamine und Nährstoffe angekurbelt sind. Ich lasse fast alle Samen 3 – 4 Tage keimen, bis sich das Volumen erhöht hat. Dann stelle ich sie, frisch gespült und gut abgetropft, bis zum Verzehr in den Kühlschrank.

Die Sprossen kann man nach dem Ernten auch einfrieren. Man sollte bei der Verwendung darauf achten, die Sprossen im gefrorenen Zustand als Kochzutat zum Essen zu geben – NICHT auftauen lassen. Sie sind nicht mehr so knackig, eher etwas zäh. Der Geschmack bleibt.

WICHTIG!!

Die Ausnahme bildet Alfalfa, die lt. meiner Recherche mindestens 7 Tage keimen muss, da erst dann das Canavanin, ein Giftstoff, abgebaut ist.

Ein paar Tipps und Tricks

- Nicht zu viele Samen in das Gefäß füllen. Die Sprossen benötigen neben viel Licht auch viel Luft zum Wachsen.

- Manche Samen wirken antibakteriell, also als Schimmel-Blocker. Diese einfach unter die gewünschten Samen mischen, so kann auch die Schimmelbildung verhindert werden.

- Es gibt Sprossen, die dürfen nicht roh verzehrt werden, da sie giftige Stoffe enthalten können. Diese Sprossen sollten mindestens 3 Minuten kochen, damit die giftigen Stoffe zerstört werden.

- Einige Saaten sind schleimbildend. Diese bitte sehr gut spülen.

Einweichzeit

Bei meiner Recherche habe ich bezüglich der Einweichzeit viele verschiedene Angaben zu denselben Samen erhalten. Die Einweichzeit, falls nicht über Nacht, ist daher als ungefähren Richtwert anzusehen. Sie sollte irgendwo zwischen den angegebenen Zeiten liegen, ganz wie es in den Tagesablauf passt.

Keimzeit

Die Keimzeit wird oft mit sehr unterschiedlichen Zeiten angegeben. Ich habe sie weggelassen, da die Samen bereits nach dem Einweichen essbar sind. Bis auf die Samen von der Alfalfa muss meines Wissens nach keiner der Samen eine bestimmte Anzahl an Tagen keimen, um essbar zu sein. Nach 3 – 4 Tagen stelle ich meine Sprossen gespült und gut abgetropft in den Kühlschrank. Dort keimen sie ganz langsam weiter, ich kann jederzeit davon essen und ich habe das Sprossenglas nach dem Säubern wieder frei für die nächsten Sprossen.

Angabe der Abstammung

Die Angabe, aus welcher Familie das jeweilige Saatgut stammt, ist eine Hilfe für Allergiker. Wobei ich der Meinung bin, dass, wenn alle Nährstoffspeicher gut gefüllt sind, Allergien und auch Krankheitssymptome sehr viel weniger vorkommen.

Grünkraut

Es ist möglich, die Samen so lange keimen zu lassen, bis sich kleine grüne Blättchen bilden. Ich mache dies (noch) nicht. Zum Verzehr sind mir die Sprossen zu bitter. Außerdem ich
habe auch noch keinen guten Entsafter, mit dem ich aus den Sprossen zellverfügbaren Pflanzensaft herstellen könnte. Aber bald
…

Steckbriefe

ADZUKIBOHNEN - HÜLSENFRÜCHTE

Einweichzeit: 12 – 16 Stunden
Gefäß: 2 – 3 Tage Glas, dann Schale
Geschmack: süßlich-nussig
roh verzehren: nein

ALFALFA (LUZERNE) - SCHMETTER-LINGSBLÜTLER

Einweichzeit: über Nacht
Gefäß: Sprossenglas
Geschmack: würzig-frisch
roh verzehren: ja
Besonderheit: mind. 7 Tage keimen lassen!

AMARANTH - GÄNSEFUßGEWÄCHS

Einweichzeit: über Nacht
Gefäß: Sprossenglas
Geschmack: würzig-frisch
roh verzehren: ja

BOCKSHORNKLEE - HÜLSENFRÜCHTE

Einweichzeit: über Nacht
Gefäß: Sprossenglas
Geschmack: herb
roh verzehren: ja

BROKKOLI - KREUZBLÜTLER

Einweichzeit: über Nacht
Gefäß: Sprossenglas
Geschmack: mild würzig
roh verzehren: ja
Besonderheit: für Sulforaphan max. 3 Tage-
                keimen lassen, dann
                sofort verzehren

BUCHWEIZEN - KNÖTERICHGEWÄCHSE

Einweichzeit: über Nacht
Gefäß: Sprossenglas
Geschmack: fein nussig
roh verzehren: ja

HAFER - SÜßGRÄSER

Einweichzeit: über Nacht
Gefäß: Sprossenglas
Geschmack: leicht süßlich
roh verzehren: ja

KRESSE - KREUZBLÜTLER

Einweichzeit: über Nacht
Gefäß: Sprossenglas
Geschmack: würzig scharf
roh verzehren: ja

MUNGOBOHNE - HÜLSENFRÜCHTE

Einweichzeit: über Nacht
Gefäß: 2 – 3 Tage Glas, dann Schale
Geschmack: mild
roh verzehren: nein

RADIESCHEN - KREUZBLÜTLER

Einweichzeit: über Nacht
Gefäß: Sprossenglas
Geschmack: scharf
roh verzehren: ja
Besonderheit: Schimmelblocker

SENF - KREUZBLÜTLER

Einweichzeit: über Nacht
Gefäß: Sprossenglas
Geschmack: pikant
roh verzehren: ja
Besonderheit: Schimmelblocker

SÜßLUPINE - HÜLSENFRÜCHTE

Einweichzeit: über Nacht
Gefäß: 2 – 3 Tage Glas, dann Schale
Geschmack: leicht nussig
roh verzehren: ja
Besonderheit: Erdnuss-Allergiker sollten keine Süßlupinen-Produkte verzehren

Rezepte

Brotaufstrich

1 Handvoll getrockneter Tomaten über Nacht einweichen. Am nächsten Tag mit 100 g Butter, 1 Handvoll frischen Basilikumblättern oder Rucola (je nach Geschmack), 2 EL Sprossen (z. B. Buchweizen), 1 EL Olivenöl, 1 EL Tomatenmark, Salz und Pfeffer in einen Mixer geben und ca. 1 Minute mixen, bis sich eine cremige Masse entwickelt hat. Evtl. zwischendurch pausieren und die Masse nach unten schieben.

Mehl

Buchweizen, Amaranth, Süßlupine, Hafer und ähnliches lasse ich 1 – 2 Tage wie oben beschrieben keimen. Dann kommen sie für einige Stunden in einen Dörrautomaten. Sobald sie trocken sind, verarbeite ich sie mit meinem Hochleistungsmixer zu Mehl. Dies sollte schnell verbraucht werden. Je länger es lagert, umso weniger gute Inhaltsstoffe sind noch im Mehl vorhanden.

Nussmilch

Mixen Sie 1 Teil eingeweichte Nüsse (z. B. Mandeln oder Walnuss jeweils ohne Haut, Cashewkerne oder Macadamia) mit 3 Teilen Wasser bis Sie eine gleichmäßige Konsistenz erhalten. Diese Flüssigkeit können Sie filtern oder Sie genießen die Nussmilch ungefiltert. Den Geschmack können Sie z. B. mit Vanille, Tonka, Zimt oder Honig noch verfeinern. Am besten zimmerwarm genießen – NICHT kochen.

Sprossensalat

2 Handvoll beliebige Sprossen mit je 1 Handvoll gewürfelter Mango, Gurke und Papaya mischen. Dazu eine Soße aus Orangensaft und Zitronensaft zu gleichen Teilen gemischt.

Viel Spaß und einen guten Appetit.